Carsten Jurisch

Patientenzufriedenheit

Eine Messung in Einrichtungen
des Gesundheitswesens mittels Fragebogen

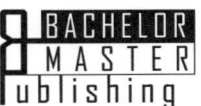

Jurisch, Carsten: Patientenzufriedenheit: Eine Messung in Einrichtungen des Gesundheitswesens mittels Fragebogen. Hamburg, Bachelor + Master Publishing 2014

Originaltitel der Arbeit: Messung der Patientenzufriedenheit in Einrichtungen des Gesundheitswesens durch Fragebogen

Buch-ISBN: 978-3-95820-078-4
PDF-eBook-ISBN: 978-3-95820-578-9
Druck/Herstellung: Bachelor + Master Publishing, Hamburg, 2014
Coverbild: pixabay.com
Zugl. Caritas Akademie Köln-Hohenlind GmbH, Köln, Deutschland, Studienarbeit, 2003

Bibliografische Information der Deutschen Nationalbibliothek:
Die Deutsche Nationalbibliothek verzeichnet diese Publikation in der Deutschen Nationalbibliografie; detaillierte bibliografische Daten sind im Internet über http://dnb.d-nb.de abrufbar.

Das Werk einschließlich aller seiner Teile ist urheberrechtlich geschützt. Jede Verwertung außerhalb der Grenzen des Urheberrechtsgesetzes ist ohne Zustimmung des Verlages unzulässig und strafbar. Dies gilt insbesondere für Vervielfältigungen, Übersetzungen, Mikroverfilmungen und die Einspeicherung und Bearbeitung in elektronischen Systemen.

Die Wiedergabe von Gebrauchsnamen, Handelsnamen, Warenbezeichnungen usw. in diesem Werk berechtigt auch ohne besondere Kennzeichnung nicht zu der Annahme, dass solche Namen im Sinne der Warenzeichen- und Markenschutz-Gesetzgebung als frei zu betrachten wären und daher von jedermann benutzt werden dürften.

Die Informationen in diesem Werk wurden mit Sorgfalt erarbeitet. Dennoch können Fehler nicht vollständig ausgeschlossen werden und die Diplomica Verlag GmbH, die Autoren oder Übersetzer übernehmen keine juristische Verantwortung oder irgendeine Haftung für evtl. verbliebene fehlerhafte Angaben und deren Folgen.

Alle Rechte vorbehalten

© Bachelor + Master Publishing, Imprint der Diplomica Verlag GmbH
Hermannstal 119k, 22119 Hamburg
http://www.diplomica-verlag.de, Hamburg 2014
Printed in Germany

Inhalt

1	**Vorwort**	3
2	**Patientenbefragung im Zusammenhang mit Qualitätsmanagement**	4
2.1	TQM	5
2.2	EFQM	6
3	**Befragungsarten**	8
3.1	Mündliche Befragung	8
3.2	Schriftliche Befragung	9
4	**Sozialpsychologische Aspekte**	10
4.1	Patientenzufriedenheit	10
4.1.1	Evaluationsmodell	10
4.2	Soziale Erwünschtheit	12
4.3	Aquieszenz	13
5	**Fragebogenplanung**	13
5.1	Inhaltliche Planung	13
5.1.1	Operationalisierung	13
5.1.2	Skalierung	14
5.1.3	Ratingskalen	16
5.1.4	Fragearten und Formulierungen	18
5.1.5	Variablengruppen	19
5.2	Fragebogendesign	20
5.2.1	Formalstruktur	20
5.2.2	Länge des Fragebogens	21
5.2.3	Begleitschreiben	21
5.3	Pretest	22
5.4	Testgütekriterien	23
5.4.1	Objektivität	23
5.4.2	Reliabilität	24
5.4.3	Validität	24
6	**Untersuchungsablauf**	25
6.1	Entwicklung	25
6.2	Untersuchungsumfang	26
6.3	Verteilung und Rücklauf	26
6.4	Auswertung	27
7	**Zusmmenfassung**	29
8	**Persönliche Stellungnahme**	30
9	**Literaturliste**	31

1. Vorwort

In den vergangenen Jahren ist der Druck auf Einrichtungen im Gesundheitswesen infolge von ökonomischen und politischen Veränderungen stark angewachsen. Die notwendige Optimierung der betrieblichen Aufbau- und Ablauforganisation wird durch ein zielgerichtetes Qualitätsmanagement erreicht, welches unter anderem auch die Erfassung von Beurteilungskriterien beinhaltet, nach denen Patienten die Qualität einer Einrichtung bewerten. Zur Ermittlung der Patientenzufriedenheit wird hierbei am häufigsten auf das Instrument des Fragebogens zurückgegriffen.

Bei der kritischen Analyse von auf dem Markt befindlichen Fragebögen ist allerdings festzustellen, dass infolge fehlender wissenschaftlicher Vorgehensweise und Nichtbeachtung relevanter sozialpsychologischer Faktoren, kaum eine Befragung mit Zufriedenheitswerten unter 80% ausfällt.

Die Notwendigkeit sich mit diesem Thema zu beschäftigen begründet sich nicht ausschließlich im Vorhandensein der Forderung zur Erstellung einer Facharbeit im Weiterbildungsvertrag. So liegt die Intention für die Wahl des Themas hierin, dass die Berufsgruppe der Pflegenden einen wesentlichen Anteil am Leistungserstellungsprozess trägt. Daraus resultierend stellt sich für die Pflegedienstleitung, welche die Hauptverantwortung für die Durchführung der Pflege trägt, die Anforderung, die Versorgung der Patienten an deren Bedürfnisse auszurichten.

Das Ziel dieser Facharbeit, welche anhand einer Literaturrecherche und eigener Erfahrungsreflexion erstellt wurde, ist es, die wesentlichen Einflussfaktoren auf die konzeptionelle Erstellung eines Fragebogens darzulegen und somit die Grundlagen für eine erfolgreiche und individuelle Fragebogenerstellung zu schaffen.

Zur sprachlichen Vereinfachung und damit zur Verbesserung der Lesbarkeit, wird im Text lediglich die übliche Geschlechtsform verwendet. Das jeweils andere Geschlecht ist ausdrücklich mitgemeint.

2. Patientenbefragung im Zusammenhang mit Qualitätsmanagement

Die sich aus der letzten Gesundheitsreform ergebende Verpflichtung, ein umfassendes Qualitätsmanagement zu implementieren, hat in Einrichtungen des Gesundheitswesens zu zahlreichen Veränderungen geführt.

„Das Qualitätsmanagement stellt das eigentliche Leistungsgeschehen in den Mittelpunkt der Organisation und identifiziert den Kunden/ Patienten als Empfänger der Leistung. Dabei wird insbesondere betont, daß die Prozesse (Dienstleistungen) auf die Personengruppe ausgerichtet sein müssen, für die sie erbracht werden" (Göbel 1999, 3).

Im Rahmen des Qualitätsmanagements stellt die Patientenbefragung eine effektive Möglichkeit dar die Erwartungen und Wünsche der Patienten zu identifizieren.

Zur dezidierten Darstellung der Zusammenhänge von Patientenbefragung und Qualitätsmanagement bedarf es zunächst der begrifflichen Bestimmung von Qualität und Qualitätsmanagement.

- **Qualität**
  In der DIN EN ISO 9004 Teil 2/8402 wird Qualität wie folgt definiert:
  „Qualität ist die Gesamtheit von Eigenschaften und Merkmalen eines Produktes oder einer Dienstleistung, die sich auf deren Eignung zur Erfüllung festgelegter oder vorausgesetzter Erfordernisse beziehen" (Guddat 2001, 354).

  Hieraus wird ersichtlich, dass sich Qualität aus mehreren Dimensionen zusammensetzt:

    o **Strukturqualität**
      Die Strukturqualität umfasst Faktoren wie z.B. medizinisch-technische Ausstattung, Personalressourcen, räumliche Gegebenheiten
    o **Prozessqualität**
      Die Prozessqualität umfasst Faktoren wie z.B. Handlungen, Interaktionen, Kommunikation

- **Ergebnisqualität**

  Die Ergebnisqualität umfasst Faktoren wie z.B. veränderter Gesundheitszustand, Patientenzufriedenheit, Erfahrungen (vgl. Bundesärztekammer 1994, 10)

- **Qualitätsmanagement**

  Qualitätsmanagement bedeutet, systematisch die Unterschiede zwischen angestrebtem Soll und tatsächlich erreichten Resultaten aufzuzeigen, die Ursachen dafür zu analysieren und Verbesserungen einzuleiten (vgl. Bundesärztekammer 1994, 4).

  Die bisherige Form des Qualitätsmanagements war überwiegend prozess- und effizienzorientiert ausgerichtet. Heutzutage versteht sich Qualitätsmanagement eher als eine Managementmethode, welche auf die Mitwirkung aller Beteiligten setzt.
  Dieser Ansatz wird auch als Total Quality Management (TQM) bezeichnet.

2.1 TQM

TQM beinhaltet einen ganzheitlichen Ansatz, der neben der Optimierung des Leistungserstellungsprozesses auch Aspekte wie Glauben und Vertrauen beinhaltet.

„TQM ist eine auf der Mitwirkung aller ihrer Mitglieder beruhende Führungsmethode einer Organisation, die Qualität in den Mittelpunkt stellt und durch Zufriedenheit der Kunden auf langfristigen Geschäftserfolg sowie den Nutzen für die Mitglieder der Organisation und für die Gesellschaft zielt" (Schröder, Schulze 1998, 39).

TQM basiert dabei auf drei Bausteinen:

- **Total:** hiermit ist die Einbeziehung aller an der Leistungserstellung Beteiligten (Mitarbeiter, Patienten, Zulieferer), sowie die Einbeziehung aller Produkte und Leistungen gemeint.
- **Quality:** hiermit ist die Qualität des gesamten Leistungserstellungsprozesses unter Einbeziehung der Kontakte zu internen und externen Kunden gemeint.

- **M**anagement: hiermit ist die Qualität der Führungsaufgabe des Managements gemeint, welche sich nach den aktuellen Führungsmethoden richten soll.

TQM beinhaltet folgende Prinzipien:

- Aufgetretene Fehler werden als Lernquelle verstanden
- Bestreben nach kontinuierlicher Verbesserung
- Prozessorientierung auch im Sinne von fach- und funktionsübergreifenden Abläufen
- Entwicklung von berufs-, fach- und hierarchieübergreifenden Strategien
- Partizipation der Mitarbeiter durch Verantwortungsübernahme
- Förderung von Kosten- und Verantwortungsbewusstsein der Mitarbeiter
- Die Gestaltung des betrieblichen Systems der Leistungserstellung orientiert sich an den Bedürfnissen der Kunden
  (vgl. Kurrath-Lies 2002, 5)

Auf Grundlage der TQM-Prinzipien begründet sich die Bedeutung der Patientenzufriedenheit in Einrichtungen des Gesundheitssystems. Unternehmenskonzeptionen können folglich nur dann sinnvoll entwickelt werden, wenn die Bedürfnisse von Patienten bekannt sind. Diese können idealerweise durch Patientenzufriedenheitsbefragungen ermittelt werden.

2.2 EFQM

Die Implementierung eines kontinuierlichen und systematischen Qualitätsmanagements in Einrichtungen des Gesundheitswesens gewinnt zunehmend an Bedeutung. Qualitätsauszeichnungen stellen, unter motivationstheoretischer Sichtweise, ein mögliches Instrument dar, Bestrebungen der Qualitätsentwicklung zu intensivieren.

„Unter Qualitätsauszeichnungen (Quality Awards) sind Preisvergaben durch spezielle Institutionen zu verstehen, die für den Nachweis der Förderung der Qualität, des Qualitätsverständnisses im gesamten Unternehmen sowie deren erfolgreicher interner und externer Umsetzung vergeben werden" (Bruhn 1996, 194).

Eine auf internationaler Basis vertretene Qualitätsauszeichnung wird durch die European Foundation for Quality Management (EFQM) vergeben. Durch die jährliche Vergabe des European Quality Awards wird ein Unternehmen ausgezeichnet, welches in besonderem Maße das Qualitätsverständnis, auf Basis des TQM-Ansatzes, entwickelt und gefördert hat.

Der Aufbau des EFQM-Modells ist dadurch charakterisiert, dass sich zwei Gruppen von Kriterien erkennen lassen:

- Befähiger-Kriterien
- Ergebnis-Kriterien

Befähiger-Kriterien:

Die Befähiger-Kriterien geben Aufschluss darüber, wie Qualität erzielt wird. Sie enthalten die Aspekte:

- Führung (medizinische, pflegerische und administrative Krankenhausführung)
- Mitarbeiterorientierung
- Politik und Strategie
- Ressourcen
- Prozesse (medizinische, pflegerische und administrative Prozesse)

Ergebnis-Kriterien:

Die Ergebnis-Kriterien geben Aufschluss darüber, was für Qualität erzielt wird. Sie enthalten die Aspekte:

- Mitarbeiterzufriedenheit
- Kundenzufriedenheit
- Gesellschaftliche Verantwortung/ Image
- Geschäftsergebnis (medizinische, pflegerische und finanzielle Resultate)
  (vgl. Caritas-Akademie Köln-Hohenlind GmbH 12.11.2002)

Den einzelnen Kriterien sind dabei Punktwerte zugeordnet, die eine Gewichtung der verschiedenen Aspekte ermöglichen. Im EFQM-Modell stellt sich dar, dass das Kriterium der Kundenzufriedenheit mit 20% einen sehr hohen Stellenwert einnimmt.

Deswegen ist es zwingend notwendig, Patienten als Leistungsempfänger zu verstehen und ihre Erwartungen und Ansprüche zu identifizieren.
Der Fragebogen dient hierbei als Instrument, welches sich in besonderem Maße zur Messung der Zufriedenheit der Leistungsempfänger eignet.

3. Befragungsarten

In der empirischen Sozialforschung existieren zwei methodische Möglichkeiten Informationen über eine Zielgruppe zu gewinnen. Es handelt sich hierbei um die Befragung und die Beobachtung (vgl. Atteslander 1993, 126).

Nur bedingt eignet sich die Methode der Beobachtung zur Erhebung von Faktoren in der Zufriedenheitsforschung. Die Methode der Befragung hingegen eignet sich in besonderem Maße zur Ermittlung subjektiver Erlebnisinhalte. Die Befragung ist in der empirischen Sozialforschung die am häufigsten angewandte Methode.

Hierbei lassen sich zwei Arten der Befragung unterscheiden:

- mündliche Befragungen
- schriftliche Befragungen

3.1 Mündliche Befragung

Die Methode der mündlichen Befragung kann z.B. in Form eines persönlichen Interviews oder eines Telefoninterviews durchgeführt werden.
Die mündliche Befragung weist sowohl Vorteile als auch Nachteile auf:

Vorteile:
- es besteht ein direkter Kontakt zum Befragten
- eine differenzierte Befragung ist möglich

- es besteht die Möglichkeit auf Verständnisschwierigkeiten individuell einzugehen
- es bestehen eher geringe Verständnis- und Skalierungsprobleme bei den Befragten
- es besteht eine hohe Resonanz

Nachteile:
- es ist ein hoher zeitlicher Aufwand erforderlich
- es entstehen hohe Kosten
- es besteht die Gefahr der Interviewverzerrung
- es besteht die Notwendigkeit eines Interviewertrainings
(vgl. Weinreich 2002, 3)

Im Kontext mit Patientenzufriedenheitsuntersuchungen wird allerdings aufgrund finanzieller als auch zeitlicher Aspekte überwiegend auf schriftliche Befragungen zurückgegriffen.

3.2 Schriftliche Befragung

Eine schriftliche Befragung kann in vielfacher Form erfolgen. So können z.B. versendete Fragebögen, ausgelegte Fragebögen oder Fragebögen im Internet zur Erhebung von Daten genutzt werden.

Auch die schriftliche Befragung weist neben Vorteilen Nachteile auf:

Vorteile:
- es besteht eine hohe Bereitschaft zu wahrheitsgemäßen Angaben aufgrund der Anonymität
- geringe Kosten der Befragung
- es entsteht keine Ergebnisverzerrung durch Einfluss einer konkreten Person (z.B. Interviewer)
- nach erfolgter Fragebogenkonzeption erfolgt eine relativ simple Durchführung der Untersuchung
- geringer zeitlicher Aufwand der Auswertung

Nachteile:
- es handelt sich um eine standardisierte Form der Befragung
- es kann zu langen Rücklaufzeiten kommen
- es besteht die Gefahr von Verständnis- und Skalierungsproblemen bei den Befragten
- hoher Zeitaufwand bei der Fragebogenerstellung

(vgl. Weinreich 2002, 4)

4. Sozialpsychologische Aspekte

4.1 Patientenzufriedenheit

Gesundheit kann zweifelsfrei als eine Grundvoraussetzung für eine Reihe von täglichen Aktivitäten erachtet werden. Dieses gestattet den Rückschluss, dass der entsprechende gesundheitliche Zustand Einfluss auf die Zufriedenheit eines Menschen nimmt. Somit stellt sich Gesundheit als Determinante von Zufriedenheit und subjektivem Wohlbefinden dar.

Es ist von der individuellen Person abhängig, wie sehr sie sich in ihrer Zufriedenheit durch das Auftreten von gesundheitlicher Leiden beeinträchtigt fühlt.

Ebenso werden alle anderen relevanten Faktoren, welche Einfluss auf das Wohlbefinden eines Patienten nehmen, individuell erlebt.

In der Literatur lassen sich mehrere Modelle zur Entstehung von Patientenzufriedenheit unterscheiden. Den signifikantesten Einfluss nimmt hierbei das Evaluationsmodell.

4.1.1 Evaluationsmodell

„ Die Evaluationsforschung befasst sich als Teilbereich der empirischen Forschung mit der Bewertung von Maßnahmen oder Interventionen. Dabei ist die Evaluation in der Regel Auftragsforschung, die für einen Auftraggeber zur Begleitung und Bewertung einer geplanten oder durchgeführten Maßnahme erstellt wird" (Rode 1999, 38).

Das Evaluationsmodell stellt in der Erforschung der Patientenzufriedenheit das grundlegendste aller verwendeten Modelle dar. Es ermöglicht eine mehrdimensionale Erfassung von Aspekten, welche in der Patientenversorgung im Rahmen des Leistungserstellungsprozesses auftreten.

Unter Verwendung des Evaluationsmodells sollen in Bezug auf die Patientenzufriedenheitsforschung drei Zielsetzungen verfolgt werden:

- es soll die Zufriedenheit der Patienten mit der pflegerisch/ medizinischen Behandlung untersucht werden
- es sollen Ursachen/ Bedingungen von hoher oder niedriger Gesamtzufriedenheit ermittelt werden
- als Endergebnis soll infolge der oben genannten Zielsetzungen die Patientenzufriedenheit gesteigert werden.
(vgl. Blum 1998, 53)

Zur Beurteilung der pflegerisch/ medizinischen Versorgung in Einrichtung des Gesundheitssystems kann der Leistungserstellungsprozess in mehrere Dimensionen untergliedert werden:

1. Betreuungsaspekte
2. Information und Aufklärung
3. Gesamtqualität
4. fachliche Kompetenz des medizinischen Personals
5. Gesamtzufriedenheit
6. Ablauforganisation, administrativer Aufwand
7. Erreichbarkeit, Zugänglichkeit, Verfügbarkeit
8. Finanzierung
9. Ausstattung der Einrichtung
10. Behandlungsergebnis
11. Versorgungskontinuität
12. aktuelle Lebenssituation des Patienten

(vgl. Hall 1988, 935)

Bei der kritischen Observation von auf dem Markt befindlichen Fragebögen zur Ermittlung der Patientenzufriedenheit wird ersichtlich, dass alleine unter quantitativen Gesichtspunkten die wenigsten der Fragebögen die oben genannten Dimensionen ausreichend behandeln.

Von den oben genannten 12 Dimensionen lassen sich also Anforderungen an den Inhalt eines Fragebogens ableiten.

4.2 Soziale Erwünschtheit

„Als soziale Erwünschtheit (social desirability effect) wird das Verhalten von befragten Personen bezeichnet, sich zu bemühen, den vermeintlichen Erwartungen des Untersuchers an sie gerecht zu werden" (Stroebe 1992, 74).

Verschiedene Aspekte nehmen maßgeblichen Einfluss auf die Begünstigung sozial erwünschten Verhaltens und der daraus resultierenden Verzerrung der Untersuchungsergebnisse, dieses sind unter anderem:

- die Befürchtung der sozialen Verurteilung, welche gegebenenfalls dazu führen kann, dass sich befragte Personen zu gesellschaftlich anerkannten Meinungen positionieren
- die Angst vor Nachteilen bei der pflegerisch/ ärztlichen Versorgung infolge von Kritikäußerung durch den Patienten

Um dieser Tendenz entgegenzuwirken, ist es bei der Fragebogenerstellung notwendig folgende Inhalte zu integrieren:

- die Aufforderung die Fragen objektiv/ wahrheitsgemäß zu beantworten
- die Versicherung der Wahrung der Anonymität des Befragten
- durch ausbalancierte Antwortvorgaben die möglichen Antworten alle gleich sozial erwünscht oder unerwünscht gestalten
- die Möglichkeit durch die Integration von Kontrollskalen eine Tendenz zu sozial erwünschtem Verhalten zu erkennen
  (vgl. Bartz 1995, 213)

4.3 Akquieszenz

„Dieses auch als Zustimmungs- oder Bejahungstendenz bezeichnete Antwortverhalten ist gekennzeichnet durch die Tendenz, Fragen unabhängig vom Fragegegenstand zuzustimmen" (Bartz 1995, 213).

Diesem Phänomen kann man zum einen durch ausbalancierte Antwortvorgaben entgegenwirken. Hierbei sind die Fragen so zu wählen, dass die Antwort zu gleichen Teilen eine Bejahung und Verneinung beinhaltet. Zum anderen wird durch eine abwechselnde Auflistung von positiv und negativ formulierten Fragen eine stereotype Beantwortung vermieden.

5. Fragebogenplanung

5.1 Inhaltliche Planung

5.1.1 Operationalisierung

Operationalisieren bedeutet, theoretische Begriffe anwendbar zu machen, indem präzise und überprüfbare Anweisungen für Forschungsziele und –schritte gegeben werden (vgl. Wahrig 1999, 657).

Folglich dienst die Operationalisierung bei der Konstruktion von Fragebögen der klaren Gegenstandsbenennung zur eindeutigen Eingrenzung des Untersuchungsgegenstandes. Der Vorgang der Operationalisierung beinhaltet folgende Aspekte:

- Exploration des Untersuchungsfeldes
- Konzeptspezifikation
- Auswahl der Indikatoren
- Indexbildung

1. **Exploration des Untersuchungsfeldes**
   Unter der Exploration eines Untersuchungsfeldes versteht man die Erforschung inhaltlicher Aspekte eines bislang nicht dezidiert erfassten Gesamtkomplexes. Im Rahmen einer Informationssammlung werden aus einer Gesamtdatenmenge

diejenigen Aspekte herausgehoben, welche in Bezug auf den Untersuchungsgegenstand bedeutsam erscheinen.

2. **Konzeptspezifikation**
Unter einer Konzeptspezifikation versteht man die Gruppierung der erhobenen, relevanten Einzelaspekte. Die Gruppierung erfolgt hierbei unter inhaltlichen Homogenitätsgesichtspunkten.

3. **Auswahl der Indikatoren**
Indikatoren sind in diesem Zusammenhang als Anzeiger zu verstehen, durch die Informationen über Merkmale, Verhaltenserwartungen oder tatsächlichen Verhaltens der zu untersuchenden Personen erhoben werden können.

4. **Indexbildung**
Die Zusammenfassung von mehreren einzelnen Indikatoren zu sinnvollen Gruppen wird als Indexbildung verstanden. Da im Anschluss an die Erhebung der Daten eine indexorientierte Auswertung erfolgen kann, sollten die einzelnen Indizes aus Gründen der Objektivität aus mehreren einzelnen Indikatoren bestehen.
(vgl. Rode 1999, 50)

5.1.2 Skalierung

Messen beinhaltet die Zuordnung von Zahlen zu Objekten. Um die gemessenen Werte zu objektivieren, bedarf es einer Skala.
Unter Skalierung versteht man das Einordnen von Verhaltensweisen oder Leistungen für eine spätere statistische Auswertung (vgl. Wahrig 1999, 866).

Skalen werden aufgrund ihres Messniveaus unterschieden, dabei lassen sich zwei Hauptgruppen mit entsprechenden Untergruppen von Skalenarten voneinander differenzieren:

- **nichtmetrische Skalen**
    - Nominalskalen
    - Ordinalskalen
- **metrische Skalen**
    - Intervallskalen
    - Verhältnisskalen

1. Nominalskalen

Bei der Nominalskala handelt es sich um eine nichtmetrische Skala, welche Klassen ohne Reihenfolge abbildet. Es werden keine quantitativen Aussagen getätigt, sondern sich gegenseitig ausschließende Kategorien bezeichnet. Somit wird ersichtlich, dass die erhobenen Werte nicht untereinander vergleichbar sind.

Beispiele:
- Geschlecht (weiblich – männlich)
- Religionszugehörigkeit (r.k. – e.v.)
- Merkmale (ja – nein)
- Beruf

2. Ordinalskalen

Bei der Ordinalskala handelt es sich um eine nichtmetrische Skala, welche eine Abfolge der Stärke der gemessenen Eigenschaften abbildet. Dieses bedeutet, dass sich Werte zwar in ihrer Intensität unterscheiden und nach der Stärke der Intensität ordnen lassen, eine Interpretation der Abstände allerdings nicht möglich ist.

Beispiele:
- Noten
- Güteklassen

3. Intervallskalen

Bei der Intervallskala handelt es sich um eine metrische Skala, welche die numerischen Werte der einzelnen Abstände in einer Rangfolge abbildet. Da sie allerdings über keinen absoluten Nullpunkt verfügt, ist ein sinnvoller Vergleich der Werte nicht möglich.

Beispiele:
- Temperatur (in Grad Celsius)
- Geburtsjahr
- Zeit

4. Verhältnisskalen

Bei der Verhältnisskala handelt es sich um eine metrische Skala, welche verschiedene Abstandswerte zueinander in Beziehung setzt. Ein sinnvoller Vergleich der erhobenen Werte ist durch das Vorhandensein eines absoluten Nullpunkts möglich.

Beispiel:
- Gewicht
- Stromstärke
- Lebensdauer

(vgl. Prof. Dr. Schmid 2002, 1)

5.1.3 Ratingskalen

Einen besonderen Stellenwert bei der Erfassung von Meinungen in Fragebögen nehmen Ratingskalen ein. Bei der Ratingskala handelt es sich um eine Skala zur Bewertung von Personen oder Sachverhalten (vgl. Wahrig 1999, 793).

Durch sie können Einstellungen/ Einschätzungen der Patienten objektivierbar gemacht werden. Ratingskalen besitzen Intervallskalenniveau, da ein Merkmalskontinuum vorgegeben wird, welches in Beschreibungen, Zahlen oder anderen Attributen dargestellt wird.

Generell lassen sich zwei Arten von Ratingskalen unterscheiden:

- **bipolare Ratingskalen**
- **unipolare Ratingskalen**

Bipolare Ratingskalen sind dadurch charakterisiert, dass auf der Skala ein Kontinuum zwischen zwei Extrempunkten dargestellt wird.

Bei der stationären Aufnahme fühlte ich mich:
schlecht   5   4   3   2   1   gut empfangen

Um die Gegensätzlichkeit stärker zu betonen, besteht die Möglichkeit die Werte des Kontinuums mit positiven und negativen Ausprägungen darzustellen.

Bei der stationären Aufnahme fühlte ich mich:
schlecht   -2   -1   0   +1   +2   gut empfangen

Unipolare Ratingskalen werden im Gegensatz zu bipolaren Skalen dann verwendet, wenn der Gegenstand der Betrachtung keine gegensätzliche Auffassung impliziert. Aufgrund der plastischeren Darstellung durch das Aufführen von gegensätzlichen Begriffen sind bipolare Skalen geeignete Erhebungsinstrumente in Fragebögen.
In der Praxis haben sich verbale und symbolische Markierungen der Skalen als besonders geeignet erwiesen. Stellen numerische Markierungen eine relativ abstrakte Einteilung des Kontinuums dar, so werden verbale Markierungen (z.B. nie – selten – gelegentlich – oft – immer) und symbolische Markierungen (z.B. durch Smilies) von den befragten Personen als genau und auflockernd empfunden (vgl. Rohrmann 1978, 222).

Der Einsatz von Ratingskalen zur Erhebung der Patientenzufriedenheit wird in den Sozialwissenschaften kontrovers diskutiert. Erheblichen Einfluss nehmen psychologische Beurteilungsfehler, wie z.B. der Milde-Fehler, der Strenge-Fehler, der Halo-Effekt sowie unter anderem auch die zentrische Tendenz.
Hierbei tendieren die Beurteiler dazu, mittlere Beurteilungen zu bevorzugen und extreme Urteile zu vermeiden, woraus sich eine übersteile Verteilungskurve ergibt (vgl. Caritas-Akademie Köln-Hohenlind GmbH 06.02.2002).

Andererseits handelt es sich bei Ratingskalen um ein Erhebungsinstrument, welches von Befragten relativ simpel gehandhabt werden kann.

Gerade deswegen kann auf den Einsatz von Ratingskalen in Fragebögen nicht verzichtet werden, der Einsatz sollte allerdings in einem ausgewogenen Verhältnis stattfinden.

5.1.4 Fragearten und Formulierungen

Bei der Erhebung von Werten bezüglich der zu untersuchenden Problemstellung ist vorab zu klären, mit welchem Instrument Daten sinnvollerweise erhoben werden. Bei einer schriftlichen Befragung geschieht dieses zwangsläufig durch vorformulierte Fragen.

Grundsätzlich gibt es zwei unterschiedliche Möglichkeiten Fragen zu formulieren, offen oder geschlossen.

- **offene Fragen**

Offene Fragen sind dadurch charakterisiert, dass sie keine Antwortvorgaben enthalten. Auf eine offene Frage antwortet der Befragte mit seinen eigenen Gedanken und Worten. Hierbei ist die Möglichkeit das Ergebnis strukturell zu steuern stark eingeschränkt. Offene Fragen werden individuell unterschiedlich beantwortet und sind daher nur mit hohem Aufwand auszuwerten, sowie nur bedingt mit anderen Antworten vergleichbar.

Offene Fragen stellen eine Möglichkeit dar, Informationen zu gewinnen, für die bislang keine vorgegebenen Kategorien bestehen. Zudem empfinden befragte Personen offene Fragen als auflockernd.

Beispiel:
Wie könnte Ihrer Meinung nach das Angebot des Frühstücksbuffets gestaltet werden?

- **geschlossene Fragen**

Geschlossene Fragen sind dadurch charakterisiert, dass die entsprechenden Antworten leicht zu erfassen und auszuwerten sind. Es besteht die Möglichkeit die Antworten untereinander zu vergleichen, in Beziehung zu setzen und bei entsprechender Skalierung z.B. Mittelwerte zu bilden. Üblicherweise werden bei geschlossenen Fragen Ratingskalen verwendet.

Der Nachteil von geschlossenen Fragen besteht darin, dass es bei Fehlern in der Fragebogenkonstruktion zu sogenannten Artefakten kommen kann.

Bei einem Artefakt handelt es sich um ein Kunsterzeugnis (vgl. Brockhaus 1985, 46). Ein Artefakt entsteht dadurch, dass der Befragte sich zu keiner der vorgegebenen Antwortkategorien zugehörig fühlt und entweder die nächstliegendste Antwortmöglichkeit wählt oder die Frage nicht beantwortet.
Die Gefahr solcher Pseudoergebnisse lässt sich weitestgehend durch den Einsatz eines Pretests minimieren. Eine weitere Möglichkeit zur Vermeidung von Artefakten ist das Zufügen einer Kategorie „Sonstige".

Beispiel:

Was sollte Ihrer Meinung nach bei einem Frühstück angeboten werden?
☐ Käse ☐ Eier ☐ Brötchen ☐ Butter   ☐ Wurst ☐ Brot ☐ Marmelade ☐ Sonstiges:--------------------   --------------------

Bei der Formulierung von Fragen ist neben der Betrachtung sozialpsychologischer Aspekte (z.B. Soziale Erünschtheit, Akquieszenz), darauf zu achten, dass Fragen möglichst einfach formuliert werden. Bei einigen Aspekten ist es zur genaueren Differenzierung von Fragen sinnvoll nach Gründen für eine Antwort zu fragen. Zudem müssen Fragen stets neutral gestellt werden, da hierdurch vermieden wird, dass die Antwort durch eine suggestiv gestellte Frage beeinflusst wird.

5.1.5 Variablengruppen

Bei der Abfolge der Fragen empfiehlt es sich nicht randomisierend vorzugehen, sondern die Fragen nach bestimmten Gesichtspunkten chronologisch anzuordnen.
Hierfür eignet sich eine Anordnung der einzelnen Fragen zu Variablengruppen bzw. Fragenkomplexen.

In Anlehnung an die zur Beurteilung der medizinischen/ pflegerischen Versorgung untergliederten Dimensionen nach Hall, stellen sich idealtypischerweise folgende Variablengruppen dar:

- **Fragenkomplex zu demografischen und sonstigen Aspekten**
  z.B. Alter, Geschlecht, Rauchgewohnheiten, Beruf
- **Fragenkomplex zum Mitarbeiterkontaktverhalten**
  z.B. Aufnahmesituation, Kommunikation, Wartezeiten
- **Fragenkomplex zur technischen Produktqualität**
  Qualität des Essens, Ausstattung der Patientenzimmer
- **Fragenkomplex zur Patientenbeschwerdetätigkeit**
  z.B. „Hatten Sie während Ihres Aufenthaltes Anlass zur Beschwerde?"
  (vgl. Hall, Seite 935)

5.2 Fragebogendesign

5.2.1 Formalstruktur

„Veranstalter schriftlicher Umfragen, die es bei der formalen Konstruktion des Fragebogens an der notwendigen Sorgfalt fehlen lassen, werden nicht unwesentliche Rückflußeinbußen hinnehmen müssen, weil die Auskunftsperson sehr empfindlich auf unübersichtlich gestaltete und damit schwer zu verstehende Erhebungsbögen reagieren" (Hafermalz 1976, 130).

Um solche Rücklaufeinbußen zu vermeiden, scheint es folglich von besonderer Wichtigkeit zu sein, ein entsprechendes Layout zu wählen. Maßgeblichen Einfluss auf das Empfinden, ob es sich um ein ansprechendes Layout handelt, nimmt der Aspekt der Übersichtlichkeit.

Hierbei sollte darauf geachtet werden, dass unter räumlichen Aspekten eine ausreichende Abgrenzung zwischen Frage und Antwort erfolgt. Dies kann unter anderem durch die Anordnung von Antwortkästchen vor den Antwortalternativen geschehen. Zudem können die einzelnen Fragen voneinander durch den Einsatz von Rahmen oder Schattierungen abgegrenzt werden.

Ferner sollte eine zu kleine Schriftgröße vermieden werden. Aus Gründen der besseren Lesbarkeit sollte daher mindestens die Schriftgröße 12 verwendet werden.

Zur Verdeutlichung oder Abgrenzung von Teilaspekten können Texte zudem fett, kursiv, farblich oder unterstrichen dargestellt werden.

5.2.2 Länge des Fragebogens

Die Rücklaufquote von Fragebögen scheint lediglich durch die Thematik und das Layout beeinflusst zu sein. Ein signifikanter Zusammenhang zwischen der Länge eines Fragebogens und der Rücklaufquote lässt sich nicht herstellen.

Hafermalz bestätigte in einem Experiment, in welchem ein fünf-seitiger Fragebogen an eine Gruppe und ein zehn-seitiger Fragebogen an eine andere Gruppe verteilt wurde, dass keine höhere Ausfallquote durch einen längeren Fragebogen hervorgerufen wird (vgl. Hafermalz 1976, 122).

5.2.3 Begleitschreiben

Neben dem Fragebogen selbst, stellt das Begleitschreiben ein zentrales Element der Erhebung dar.
Das Begleitschreiben informiert über den Sinn und Zweck der Befragung, es nimmt direkten Einfluss auf die Motivation zum Ausfüllen des beigefügten Fragebogens.

Folgende Konstruktionselemente sollte ein Begleitschreiben beinhalten:

1. Name und Anschrift des Untersuchungsträgers
2. persönliche Anrede des Befragten
3. Antwortappell
4. Anleitung zum Ausfüllen des Fragebogens
5. Rücklauftermin
6. Bedeutung der wahrheitsgemäßen Beantwortung
7. Hinweis auf voraussichtliche Bearbeitungsdauer
8. Auskunft über Informationsverwertung
9. Zusicherung der Anonymität
10. Hinweis auf beigefügten Freiumschlag
11. Dank für die Mitarbeit

(vgl. Hafermalz 1976, 104)

5.3 Pretest

„Ein Pretest ist ein dem Haupttest vorangehender Test, der z.B. zur Absicherung eines Fragebogens dient" (Wahrig 2001, 755).

Pretests dienen dazu, die Tauglichkeit von Erhebungsinstrumenten und den reibungslosen Untersuchungsablauf zu prüfen. Zu diesem Zweck wird ein entsprechender Fragebogen von einer zu bestimmenden Anzahl von Probanden ausgefüllt und anschließend beurteilt. Die hierbei ermittelten Daten werden nicht in die Ergebnisse der sich anschließenden Hauptuntersuchung einbezogen.

Es ist davon Abstand zu nehmen eine Untersuchung und das entsprechende Erhebungsinstrument ausschließlich durch Nachdenken, logischer Untersuchungen oder Vergleichserfahrungen zu prüfen, vor allem sind auch die finanziellen Risiken einer Untersuchung ohne Pretest erheblich höher als die Kosten eines Pretests selber.

Der Pretest sollte sich im Einzelnen auf folgende Aspekte beziehen:

- **Legitimation des Forschungsvorhabens**
  Wird den befragten das Forschungsziel ausreichend verdeutlicht?
- **Erhebungsinstrument**
  Hierunter fallen unter anderem die Beleuchtung des Zeitaufwandes, der Störfaktoren und des Untersuchungsortes
- **Instrument**
  Werden die Fragen richtig verstanden?
- **Kontrollen**
  Wie können Reliabilität und Validität überprüft werden?
  (vgl. Friedrichs 1990, 153)

5.4 Testgütekriterien

Die Qualität eines Fragebogens kann hauptsächlich anhand von Testgütekriterien beurteilt werden.

Zu diesen Testgütekriterien zählen die:

- Objektivität
- Reliabilität
- Validität

5.4.1 Objektivität

Objektivität ist die Denkweise und Haltung, die den Gegenstand sachlich, unbeeinflusst von Voreingenommenheiten, Gefühlen und Interessen auffasst (vgl. Brockhaus 1985, 629).
Bezogen auf Patientenbefragungen bedeutet Objektivität, dass die ermittelten Testergebnisse unabhängig vom Testanwender sind.
Der Vorgang der Untersuchung sollte deshalb so aufgebaut sein, dass die Befragung von anderen Personen nachvollzogen, beurteilt und durch Wiederholung der Untersuchung nachgeprüft werden kann.

Objektivität lässt sich in die folgenden Unterformen einteilen:

- **Durchführungsobjektivität**
  Die Durchführungsobjektivität fordert, dass die Testergebnisse vom Testanwender unabhängig sind.
- **Auswertungsobjektivität**
  Die Auswertungsobjektivität fordert die Unabhängigkeit der Punktvergabe vom Auswertenden.
- **Interpretationsobjektivität**
  Die Interpretationsobjektivität fordert, dass keine individuellen Deutungen durch den Auswertenden in das Testergebnis einfließen.

5.4.2 Reliabilität

Die Reliabilität ist ein Maß für die Zuverlässigkeit eines statistischen Messverfahrens. Sie dient der Beurteilung der Brauchbarkeit des wissenschaftlichen Instruments und soll bei wiederholten Messungen konstante Resultate hervorbringen (vgl. Atteslander 1993, 253).

Um die Zuverlässigkeit eines Fragebogens zu überprüfen, stehen unter anderem folgende Testverfahren zur Verfügung:

- **Retest**
  Hierbei wird eine zweite Erhebung mit demselben Instrument durchgeführt
- **Parallel-Test**
  Hierbei wird eine zweite Erhebung mit einem äquivalenten Instrument durchgeführt
  (vgl.Bartz 1995, 182)

Bei dem Testen der Reliabilität ist zu beachten, dass Differenzen in den Messergebnissen nicht zwangsläufig einen Beweis für die fehlende Zuverlässigkeit darstellen. So können sich z.B. Meinungen von befragten Personen zwischen zwei Messungen verändert haben oder durch einzelne Fragen Lernprozesse ausgelöst worden sein.

5.4.3 Validität

Bei der Validität handelt es sich um die Gültigkeit der Mess- und Testergebnisse einer empirisch-sozialwissenschaftlichen Untersuchung. Aussagen über die Validität eines Tests geben Auskunft darüber, bis zu welchem Grad tatsächlich das gemessen wird, was gemessen werden soll (vgl. Microsoft Encarta 99 Enzyklopädie, „Validität").

Im Hinblick auf das Untersuchungsdesign bei schriftlichen Befragungen, bei denen die Gültigkeit der Untersuchungsergebnisse bezüglich der Repräsentativität von Interesse ist, sollte man zwischen interner und externer Validität unterscheiden (vgl.Rode 1999, 79).

- „Die interne Validität bezieht sich auf systematische Fehlerfreiheit des Tests"
  (Microsoft Encarta 99 Enzyklopädie, „Validität").

- „Von externer Validität spricht man, wenn die Ergebnisse einer Untersuchung über die Untersuchungssituation und Untersuchungspersonen hinaus generalisierbar sind" (Rode 1999, 80).

6. Untersuchungsablauf

Es ist nicht möglich eine allgemein gültige Darstellung der Vorgehensweise zur Durchführung einer Patientenbefragung darzulegen. Je nach inhaltlicher Zielsetzung bedarf es der Konstruktion eines individuellen Konzeptes für den Untersuchungsaufbau und -ablauf.

6.1 Entwicklung

Zur Entwicklung eines Fragebogens bzw. zur Modifizierung eines vorhandenen Fragebogens und der sich anschließenden Befragung, erscheint es grundlegend notwendig zu sein, sowohl eine Steuergruppe wie auch eine Projektgruppe zu initiieren.

Die **Steuergruppe**, welche für die ablauforganisatorischen und entscheidungsrelevanten Maßnahmen verantwortlich ist, sollte mindestens aus folgenden Mitgliedern bestehen:

- Trägervertreter
- Geschäftsführer/ Verwaltungsdirektor
- Pflegedirektor
- Ärztlicher Direktor
- Qualitätsmanagementbeauftragter

Die **Projektgruppe** sollte sich aus interprofessionellen Teilnehmern zusammensetzen. Um die Projektgruppe in ihrer Arbeit effektiv zu halten, ist es einerseits bedeutsam die Teilnehmerzahl auf das Wesentlichste zu reduzieren, andererseits möglichst Vertreter aller an der Versorgung des Patienten Beteiligten zu integrieren.

6.2 Untersuchungsumfang

Auch zum Umfang und dem damit zusammenhängendem Zeitraum lassen sich pauschal keine konkreten Aussagen treffen. Allerdings muss eine zu erwartende Rücklaufquote von 65-75% bei der Planung zum Umfang der Befragung in Betracht gezogen werden (vgl. Hafermalz 1976, 122).

Es ist daher notwendig die Ausgabemenge der Fragebögen derart zu erhöhen, dass unter Einbeziehung der zu erwartenden Rücklaufquote ausreichend auswertbare Fragebögen vorhanden sind, um eine repräsentative Aussage treffen zu können.
Der Umfang einer schriftlichen Befragung richtet sich zudem an die zur Verfügung stehenden finanziellen Mitteln. Die einem Unternehmen entstehenden Kosten stellen einen entscheidenden Faktor dar, der im Vorfeld der Entscheidung für oder gegen die Durchführung einer Befragung zu konkretisieren ist.

Generell lassen sich zwei Bereiche darstellen, in denen Kosten entstehen:

- **Sachkosten**
  z.B. Kosten für Bogenerstellung, Briefumschläge, Postwertzeichen
- **Personalkosten**
  z.B. Kosten für Mehrarbeitsstunden, Auswertung der Fragebögen, Präsentation der Ergebnisse

6.3 Verteilung und Rücklauf

Zur Einsparung von Versandkosten kann die Verteilung der Fragebögen am Entlassungstag der Patienten erfolgen. Neben dem angeführten Kostenfaktor erscheint es nahe liegend, dass ein Patient seinen Krankenhausaufenthalt retrospektiv besser reflektieren kann. Zudem nehmen sozialpsychologische Faktoren (siehe 4.3 „Sozialpsychologische Aspekte", 10-13) bei der Wahl des Zeitpunktes der Befragung wesentlichen Einfluss.

Dem Fragebogen ist ein Begleitschreiben beizufügen, welches über die Intention der Befragung informiert (siehe 5.2.3 „Begleitschreiben", 21). Zudem sollte zur Erhöhung der Rücklaufquote ein frankierter Rückumschlag mitgegeben werden.

Um einen Überblick über die Anzahl der verteilten Fragebögen zu erhalten, ist es notwendig eine Dokumentation in einem dafür geeigneten Medium zu führen. So könnte z.B. eine Patientenetikette oder ein Vermerk in der elektronischen Patientenakte Auskunft über die ausgegebenen Fragebögen geben.

Die Modalitäten des Rücklaufs und der damit einhergehenden Personalverantwortung müssen im Vorfeld der Befragung ausreichend geklärt sein.

6.4 Auswertung

Nach erfolgtem Rücklauf der Fragebögen beginnt die statistische Auswertung aller erfassten Fragebögen und die Anfertigung eines Ergebnisberichtes.
Unter Statistik ist in diesem Zusammenhang die Sammlung, Zusammenstellung und Analyse von Zahlenwerten für wissenschaftliche, soziale und wirtschaftliche Zwecke zu verstehen (vgl. Microsoft Encarta 99 Enzyklopädie, „Statistik").

Die Auswertung der Daten erfolgt je nach Datenumfang spezifisch. Zumeist wird in der empirischen Sozialforschung auf Statistikprogramme wie z.B. SPSS© zurückgegriffen. Die chronologische Reihenfolge bei der Auswertung kann sich z.B. an den gebildeten Variablengruppen (siehe 5.1.5 „Variablengruppen", 19) orientieren.
„Die gesammelten Daten müssen angemessen geordnet, tabelliert und dargestellt werden, um eine klare Analyse und aussagekräftige Interpretation zu ermöglichen" (Microsoft Encarta 99 Enzyklopädie, „Statistik").

Je nach Auswertungsmodus können Daten z.B. als Häufigkeiten oder Häufigkeitssummenverteilung dargestellt, als Verhältniszahlen oder Mittelwerte angegeben oder als Streuungsmaße und Korrelationen abgebildet werden (vgl. Caritas-Akademie Köln-Hohenlind GmbH, 06.11.2001).

Aus Gründen der Übersichtlichkeit und Einprägsamkeit empfiehlt es sich die ermittelten abbildbaren Daten und Werte graphisch darzustellen.

Hierfür stehen unter anderem folgende Dartellungsmethoden zur Verfügung:

Methode	Anwendung
• Balkendiagramm	Vergleichende Darstellung von Werten
• Flächendiagramm	Darstellung von Wachstumsprozessen
• Kreisdiagramm	Prozentuale Verteilungen innerhalb einer Stichprobe
• Kurvendiagramm	Zur Darstellung von Zeitabläufen
• Netzdiagramm	Darstellung unterschiedlicher Ausprägungen auf diskreten Skalen
• Profil	Darstellung von bipolaren Merkmalsausprägungen
• Punktdiagramm	Darstellung unterschiedlicher Werte innerhalb einer zweidimensionalen Matrix
• Säulendiagramm	Vergleichende Darstellung von Werten

(vgl. Weinreich 2002, 3)

7. Zusammenfassung

In der vorliegenden Facharbeit wurde das Thema „Der Fragebogen als Instrument zur Messung der Patientenzufriedenheit in Einrichtungen des Gesundheitssystems" umfassend beleuchtet.

So wurde ersichtlich, dass der Faktor Patientenzufriedenheit, ungeachtet der Tatsache, dass Patienten zumeist in der Fähigkeit die spezifische Versorgungsqualität zu bewerten eingeschränkt sind, eine der zentralsten Stellungen im Qualitätsmanagement einnimmt. Im Zertifizierungssystem der European Foundation for Quality Management (EFQM) wird dieser Faktor mit einem Fünftel aller zu vergebenden Punkte bewertet.

Die inhaltliche Auseinandersetzung unter sozialpsychologischen Gesichtspunkten hat ergeben, dass Patienten durch intraindividuelle Einstellungen, dem Aspekt der sozialen Erwünschtheit, dem Aspekt der Akquieszenz und einem Abhängigkeitsverhältnis in Bezug auf die Behandlungssituation nicht vollkommen frei sind in der Beantwortung eines Fragebogens. Hierdurch wurde ein möglicher Erklärungsansatz für hohe Zufriedenheitswerte bei Patientenbefragungen herausgestellt.

Es wurde im Rahmen der Erläuterungen zur Fragebogenplanung aufgezeigt, dass Ratingskalen einen besonderen Stellenwert bei der Erfassung von Meinungen einnehmen. Sie eignen sich vor allem durch die einfache Handhabung durch den Befragten zur Verwendung in Fragebögen. Ferner wurden Möglichkeiten aufgezeigt das eingegrenzte Untersuchungsfeld anhand von Variablengruppen zu strukturieren und die entsprechenden Fragen dazu zu entwickeln und auszuwerten.

Bei der schematischen Darstellung einer möglichen Vorgehensweise eines Untersuchungsablaufes hat sich herausgestellt, dass es zwingend notwendig ist, eine Steuergruppe zu bilden, welche durch eine interprofessionelle Projektgruppe in ihrer Arbeit unterstützt wird.

8. Persönliche Stellungnahme

Im Rahmen der Erstellung der Facharbeit habe ich das Thema „Der Fragebogen als Instrument zur Messung der Patientenzufriedenheit in Einrichtungen des Gesundheitssystems" unter diversen Aspekten beleuchtet.

Durch die theoretische Auseinandersetzung war es mir so möglich Erklärungsansätze für unrealistisch hohe Patientenzufriedenheitswerte herauszustellen und die dafür verantwortlichen sozialpsychologischen Aspekte zu identifizieren.

Ferner wurde mir die Interdependenz von Patientenzufriedenheit und Qualitätsmanagement erst durch die Bearbeitung des Themas in vollem Umfang begreiflich. Ich habe erkannt, dass der Patient durch seine individuell festgelegten Werte und den daraus resultierenden Wünschen und Erwartungen bestimmt, was Qualität ist.

Bezogen auf meine zukünftige Anstellung als stellvertretender Pflegedienstleiter im Krankenhaus Maria Stern in Remagen, ist diese Erkenntnis von zentraler Bedeutung, da ein Schwerpunkt meiner Tätigkeit in der Initiierung von Maßnahmen zur Optimierung des Leistungserstellungsprozesses bestehen wird.
Gerade deswegen hat die umfangreiche Literaturrecherche, welche mit diesem Thema verbunden war, zu jedem Zeitpunkt Sinn ergeben.

Meiner Meinung nach ist der Fragebogen ein geeignetes und realistisches Mittel zur Erhebung von Patientenzufriedenheitswerten. Sollten die im Rahmen meiner Facharbeit ausgeführten Aspekte allerdings nicht berücksichtigt werden, stellt ein Fragebogen lediglich eine Verschwendung von Ressourcen dar.

9. Literaturliste

Atteslander, P.: Methoden der empirischen Sozialforschung. 7.Aufl., de Gruyter, Berlin u.a. 1993

Blum, K.: Patientenzufriedenheit bei ambulanten Operationen – Einflußfaktoren der Patientenzufriedenheit und Qualitätsmanagement im Krankenhaus. 1.Aufl., Juventa, Weinheim u.a. 1998

Bartz, J.; Döring, N.: Forschungsmethoden und Evaluation. 2.Aufl., Springer, Berlin u.a. 1995

Brockhaus, F.A.: Der Brockhaus in einem Band. 2.Aufl., F.A. Brockhaus GmbH, Wiesbaden 1985

Bruhn, M.: Qualitätsmanagement für Dienstleistungen – Grundlagen, Konzepte, Methoden. 1.Aufl., Springer, Berlin u.a. 1996

Bundesärztekammer (Arbeitsgemeinschaft der Deutschen Ärztekammern) (Hrsg.): Leitfaden – Qualitätsmanagement im deutschen Krankenhaus. 1.Aufl., Zuckerschwerdt, München u.a. 1994

Caritas-Akademie Köln-Hohenlind GmbH: Unterrichtsmitschrift vom 12.11.2002 im Fach Qualitätsmanagement (Dozentin: Frau G. Kurrath-Lies), Weiterbildungslehrgang „Leitung des Pflegedienstes und Aufgaben in der Krankenhausbetriebsleitung", Kurs W1b 10/01 – 8/03

Caritas-Akademie Köln-Hohenlind GmbH: Unterrichtsmitschrift vom 06.02.2002 im Fach Psychologie (Dozentin: Frau Glier), Weiterbildungslehrgang „Leitung des Pflegedienstes und Aufgaben in der Krankenhausbetriebsleitung", Kurs W1b 10/01 – 8/03

Caritas-Akademie Köln-Hohenlind GmbH: Unterrichtsmitschrift vom 06.11.2001 im Fach Statistik (Dozent: Herr Nitsche), Weiterbildungslehrgang „Leitung des Pflegedienstes und Aufgaben in der Krankenhausbetriebsleitung", Kurs W1b 10/01 – 8/03

Friedrichs, J.: Methoden empirischer Sozialforschung. 14.Aufl., Westdeutscher Verlag GmbH, Opladen 1990

Göbel, D.: Qualitätsmanagement im Krankenhaus – Krankenhäuser unter Reformdruck. 1.Aufl., Springer, Berlin u.a. 1999

Guddat, C.: TQM-Ansätze, in: Kerres, A.: B.Seeberger (Hrsg.): Lehrbuch Pflegemanagement 2. 1.Aufl., Springer, Berlin u.a. 2001, 354

Hafermalz, O.: Schriftliche Befragung – Möglichkeiten und Grenzen, in: Prof. Dr. K. Chr. Behrens (Hrsg.): Studienreihe Betrieb und Markt, Band 21, Gabler, Wiesbaden 1976

Hall, J.A.; Dornan, M.C.: What patients like about their medical care and how often they are asked. A meta-analysis, in: Social science and medicine. Heft 9, 1988, 935 – 939 in: Blum, K.: Patientenzufriedenheit bei ambulanten Operationen – Einflußfaktoren der Patientenzufriedenheit und Qualitätsmanagement im Krankenhaus. 1.Aufl., Juventa, Weinheim u.a. 1998

Kurrath-Lies, G.: Qualitätsmanagement in der mittleren Führungsebene, in: Caritas-Akademie Köln-Hohenlind GmbH: Unterrichtsskript im Fach Qualitätsmanagement, Weiterbildungslehrgang „Leitung des Pflegedienstes und Aufgaben in der Krankenhausbetriebsleitung", Kurs W1b 10/01 – 8/03

Microsoft: Microsoft Encarta 99 Enzyklopädie. Software, 1999

Rohrmann, B.: Empirische Studien zur Entwicklung von Antwortskalen für die sozialwissenschaftliche Forschung, in: Zeitschrift für Sozialpsychologie. Heft 9, 1978, 222-245

Rode, P.: Messung der Patientenzufriedenheit. Diplomarbeit zur Erlangung des Grades „Diplom-Pflegemanager (FH)", Katholische Fachhochschule Nordrhein-Westfalen, Abteilung Köln, Köln 1999

Schmid, Prof.Dr.: Skalierung. Online im Internet, URL: http://www.uni-ulm.de/rcschmid/oldstat/scl_2.htm (Stand: 20.02.2003)

Schröder, M.; Schulze, J.: Qualitätsmanagement, in: Kerres, A.: B.Seeberger (Hrsg.): Lehrbuch Pflegemanagement. 1.Aufl., Springer, Berlin u.a. 1998, 39

Stroebe, W.; Hewstone, M.; Codol, J.; Stephenson, G.: Sozialpsychologie - Eine Einführung. 2.Aufl., Springer, Berlin u.a. 1992

Wahrig, R.: Fremdwörterlexikon. 3.Aufl., dtv, München 2001

Weinreich, U.: Kundenbefragung? Ja, Aber richtig!. Online im Internet, URL: http://www.kundenorientierung.de/workshop/kundenbefragung07.htm (Stand: 10.11.2002)